歯医者に聞きたい 顎関節症がわかる本

島田 淳【著】

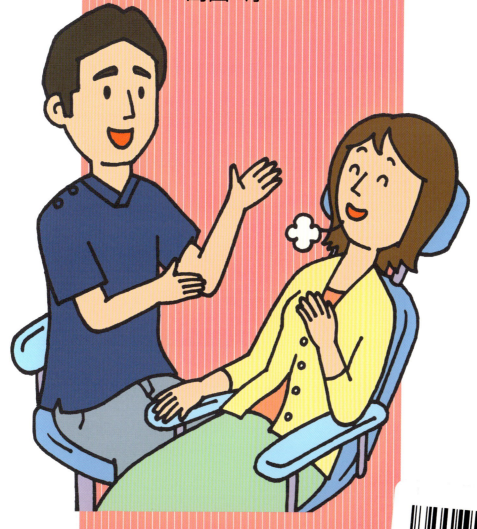

一般財団法人 口腔保健協会

目次

はじめに ……………………………………………………………… 5

1 顎関節症の正体　6

❶ 筋骨格系疾患（顎関節症の正体1） ……………………………………… 8
　■ 筋骨格系疾患とは何か
　■ 筋骨格系の障害を改善するためには

❷ 心身症（顎関節症の正体2） ……………………………………………… 8
　■ 心身症とは何か
　■ 心身症の改善と自律神経

❸ 他の疾患との共存（顎関節症の正体3） ……………………………… 10

❹ あなたの症状は本当に顎関節症？ ……………………………………… 10
　■ 顎関節症と似た症状を示す病気

2 症状と経過　12

❶ 顎関節症の症状とは？ …………………………………………………… 12
　■ 筋肉
　■ 顎関節
　■ 顎が動く仕組み

❷ 実際の症状と対応 ………………………………………………………… 15
　■ 顎が痛い
　■ 口が開けられない（開口障害）
　■ 顎が鳴る
　■ 口は開くけど違和感がある
　■ 頭痛や肩こりは顎関節症か？

❸ 顎関節症を放置したら？ ………………………………………………… 18
　■ 後戻りのできない治療はやめておきましょう

3 顎関節症の原因は？   19

❶ 咬み合せは顎関節症の原因か？……………………………… 19
1. 顎関節症の原因
2. 咬み合わせの治療で症状が改善されることがあるのはなぜ？
3. 真の治療効果とは？

❷ 生活習慣と悪習癖……………………………………………… 22

4 自分でできることは？   23

❶ 症状の確認と様子を見ていい場合と病院に行った方がいい場合… 23

❷ まず痛み出した時にすぐに自分でできること………………… 24

❸ 顎を守るセルフケア（日常生活を見直す）…………………… 25
1. 歯ぎしり・くいしばり
2. 悪習癖

❹ 積極的に顎を治すためのセルフケア（リハビリテーション）…… 32
1. 筋肉に対するもの
2. 関節の動く範囲を広げるもの
3. ストレッチ

5 歯科での診断と治療法   39

❶ 何科に行けばいいのか………………………………………… 39

❷ 実際の診断と治療……………………………………………… 40

おわりに………………………………………………………… 45

はじめに

　顎関節症という言葉は誰もが聞いたことがあると思います。「口が開かない」「顎が痛い」「顎が鳴る」という症状が主です。では顎関節症の症状を経験する人はどのくらいいると思いますか？　なんとおよそ2人に1人ともいわれています。大抵は一過性で、時間の経過とともに自然に症状が落ち着いてくることが多いのですが、中には慢性的な開口障害や痛みが持続するケースもあります。

　たまにマスメディアで、顎関節症は怖い病気として取り上げられています。それで怖くなり、受診された方もいるのではないでしょうか。ただ、顎関節症は、大学教育の中できちんと教えられていないことが多く、顎関節症を本当に理解し対応できる歯科医師が少ないのが現状です。

　なぜ顎関節症についてきちんとした教育ができないのでしょうか？　その理由の一つは、顎関節症が一つの決まった症状を示すわけではないことです。その原因もまた患者さんそれぞれです。ですから、教えようにも教えられないというのが本当のところではないかと思います。しかし突き詰めて考えてみると、そこに顎関節症の正体が見えてきます。正体が見えればそこから原因をつかみ、対処することも可能です。

　本書では、一般の人にも理解できるように、まず顎関節症の正体を考え、その症状や原因を知ることで、どのような状況で歯科医師にかかるか、また自分でも行うことのできる対処法を考えていきたいと思います。もし読んでも理解できない個所、もしくは自分にその症状がありましたら、歯科医師に相談してみてください。待合室でお読みになっておられるのでしたら、すぐにこの本を持っていき、先生に解説をしてもらってください。

　本書が皆様の顎関節症の理解とその対処法を学べるツールとなり、健康生活を支える一助となれば幸いです。

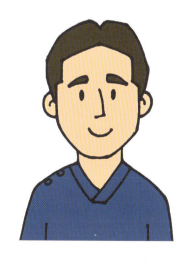

1 顎関節症の正体

　顎関節症の正体。こう書くとすごく怖いものを想像しませんか？
　顎関節症はこれまで、いろいろな原因が指摘され、それに伴い様々な治療が行われてきました。しかしある人には効いた治療法も、ある人には効かない。効かないだけならまだしも、逆にひどく悪化することもありました（**図1-1**）。特に咬み合わせに手をつけたり、顎の手術をすることで、良くなる場合もありましたが、逆に長く苦しむことになった患者さんがいたのも事実です。また、顎関節の症状に加えて、全身的な症状を示す場合もあります。

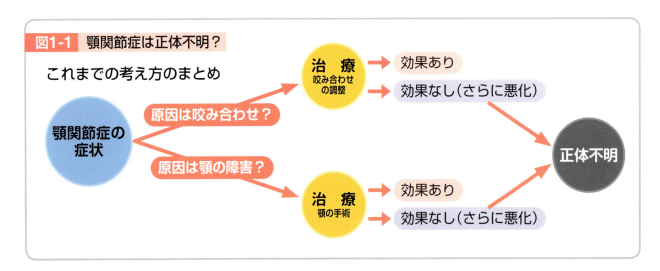

　これは日本だけの問題ではなく、世界的にも同じ状況でした。2012年に、アメリカの最も権威ある歯科学会である、米国歯科研究学会（AADR）から顎関節症の診断と治療に関する世界的な基本声明「AADRによる顎関節症の基本声明（改訂版）」が出されました（http://www.hotetsu.com/s/doc/aadr3.pdf）。
　そこでは以下のように掲げています。

> **顎関節症は、顎関節、咀嚼筋と関連諸組織を含む
> 筋骨格および神経節系疾患の一群**

　そうです。顎関節症の正体は、筋肉と顎関節の疾患だったのですね。
　一方で、実は顎関節症は、心身症の典型例と言われています。
　心身症は、心身医学会において次のように定義されています。
　「心身症とは身体疾患の中で、その発症や経過に心理社会的な因子が密接に関与し、器質的ないし機能的障害がみとめられる病態をいう。ただし神経症やうつ病など、他の精神障害に伴う身体症状は除外する（日本心身医学会、1991）。」
　つまり、顎関節症の症状が強くなったり弱くなったりする、あるいは治りが悪いことにはストレスも関係している場合が多いのです。
　では、全身的な症状を示すことがあるといわれているのはなぜでしょうか？　顎関節症は通常、急

性の痛みや慢性の痛みを伴っていて、患者は同時に他の痛みを伴う疾患にかかっていることも多いということもP.6でご紹介した米国歯科研究学会の「顎関節症の基本声明」に記載されています。

つまり…

> **顎以外の症状がある場合は、顎関節症が原因で他の症状が出ているということではなく、他の疾患が共存している。**

顎関節症の症状が強くなると他の症状が一緒に強くなったり、顎関節症が治まると一緒に治まったりすることもあります。これは別の原因が隠れている場合もありますし、逆に他の疾患の影響で顎関節症の症状が出ていることもあるので、顎以外に症状がある場合は、担当医とよく相談し、顎関節症の治療と平行して他科で診てもらう必要があります。

そのため、顎関節症の診断をするにあたって重要なこととしては、以下の確認が必要です。
①患者さんの症状の経過
②日常での症状の変化やストレスについて
③痛む筋肉や関節を触って症状を確認
④見えない部分についてはレントゲンやMRIなど

つまり、顎関節症の正体は、

1. 筋骨格系の疾患
2. 心身症
3. 他の疾患との共存

と考えられます。

また詳しくは本文でお話ししますが、顎関節症の症状が出た時に一番知っておいてほしいのは、

> **顎関節症はガンのようなどんどん悪くなる病気ではなく、自然に良くなることも多いので、焦らないことです。**

日本顎関節学会では、顎関節症の治療を始める時に最初から歯を削ったり、顎の手術をしたりという後戻りできない治療ではなく、後戻りのできる治療から始めるよう警告しています。

では、顎関節症の正体の中心となる筋骨格系の疾患、心身症とは何か考えてみましょう！

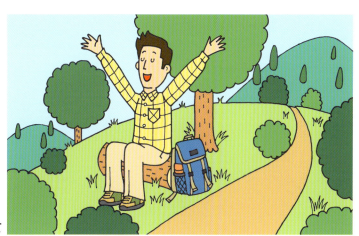

あせらずに落ちついて

1 筋骨格系疾患（顎関節症の正体1）

1　筋骨格系疾患とは何か

顎関節症の正体の一つとされている筋骨格系疾患とはどのようなものでしょうか？

筋骨格系とは？

体を支える骨格系（骨とそれをつなぐ靭帯、関節、軟骨など）と骨格の運動を引き起こす筋（筋と腱など）をまとめた呼び方です。

筋骨格はそれぞれが連携して働いており、どれかひとつが悪くても顎がうまく動きません。また筋、関節などが同時に障害を受けることもあります。

筋骨格系の痛みとは？

その多くは構造の異常によるものではなく、生理機能の異常によるものであるため、レントゲンやMRIの画像所見と痛みは一致しないこと、誘因なく痛みが始まることが多いといわれています。

筋骨格系の障害は機能障害であり、その特徴として動かすことで痛みは悪化することが挙げられます。

※ただし中には、痛みはなく、口が開かない、顎が鳴る、などの機能障害のみの場合もあります。

痛みの原因は？

筋肉や関節の血液の循環障害によります。

血液の循環が悪いために、痛みを起こす物質がそこにとどまることで痛みを長引かせます。

また痛みのため顎を動かさないでいるとさらに血液の循環が悪くなるとともに、顎の関節の中がくっついてしまい（癒着）、より口が開きにくくなります。

2　筋骨格系の障害を改善するためには

1. 血液の循環を良くすること。血液の循環を良くするためには痛くても動かすことが重要となります。
2. 再発を防ぐ、あるいは予防するためにはスムーズに顎が動くことが大切です。

治療の目標は、痛みの消失よりも先に顎の機能改善となり、通常機能が改善すれば痛みはそれに伴い軽減していきます。

2 心身症（顎関節症の正体2）

1　心身症とは何か

心身症という言葉を聞いたことがある人は多いと思います。ただ、心身症は「心の病である」と思っている人や精神病と混同されている人もいるのではないでしょうか。

心身症とは？

特定の病気を言うのではなく、心が大きく関与する病気の群につけられた名称であり、重要なのは「基本的には体の病気」であるということです。

もちろん「心身相関」という言葉があるように、通常の病気においても心と身体を分けて考えることはできません。両者はそれぞれ影響し合っていますが、心身症はその症状に、ストレスが強くかかわっているものを言います。

　つまり心身症は体の病気ですが、その発症や経過に「心理・社会的な要因」が大きく影響しているものとなります。

治療時の注意点は？

　仕事や家事が忙しい時や何か大変なことがあった時、疲れた時などに、気づくと顎が痛くなったりしていませんか？

　身体の治療だけでなく、同時にストレスに対しての対応が必要となってきます。

2　心身症の改善と自律神経

自律神経には交感神経と副交感神経があります。

1　健康な状態…交感神経と副交感神経の2つのバランスがうまく保たれています。

2　ストレスがかかると…交感神経が優位に働きます。
⇒交感神経は体を活発に活動させる時に働く神経であり、交感神経が優位に働きすぎることで血管が収縮し、循環障害が起こり痛みにつながっていきます。

3　ストレスから解放されると…交感神経と逆の働きをする副交感神経が優位になります。
⇒体のバランスも整います。

　ストレスが続くと体のバランスが崩れたままとなり、慢性的な痛みが引き起こされます。ストレスがあるとくいしばることが多くなり、顎の筋肉や関節に負担がかかって痛みを起こしやすくなるようです。

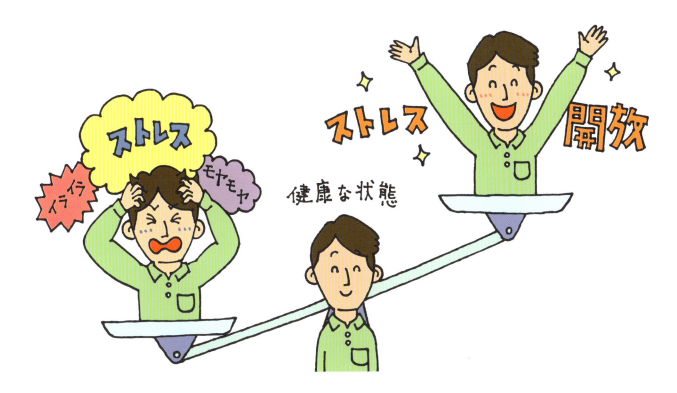

③ 他の疾患との共存（顎関節症の正体3）

顎関節症と共存することが多い病気として次の疾患などがあります。

- ・緊張型頭痛
- ・過敏性腸症候群
- ・逆流性食道炎
- ・腰痛
- ・自律神経失調症
- ・線維筋痛症
- ・慢性疲労症候群
- ・精神疾患

その中でも代表的な疾患についてお話します。線維筋痛症という病気を聞いたことがあるでしょうか？

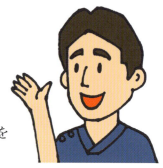

> **線維筋痛症とは？**…全身的慢性疼痛疾患であり、全身に激しい痛みが起こる病気です。
> 線維筋痛症の症状は多彩で、その治療領域は、リウマチ科、整形外科、精神科、心療内科、神経内科などに広く顕在しています。痛みが強いと日常生活に支障をきたすことが多く、重症化すると、軽微の刺激で激痛がはしり、自力での生活は困難になります。随伴症状として、こわばり感、倦怠感、疲労感、睡眠障害、抑うつ、自律神経失調、頭痛、過敏性腸炎、微熱、ドライアイなどが伴うこともありますが、その75%は顎関節症を併発しているといわれています。

痛みの原因と治療について

① **痛み**：実際に悪くなっているところだけに痛みを感じるわけではありません。痛みは脳で感じるわけですが、傷ついているところから脳へ情報を伝える途中に問題が起こっていたり、あるいは脳の中の痛みの伝達回路に問題があると、実際に痛みの原因がないのに痛く感じることもあります。

② **治療**：なかなか症状が良くならない場合は、そもそも顎関節症ではない、あるいは顎関節症ではあるが、他の病気が関連している可能性もあるので顎関節症専門医、口腔顔面痛専門医に相談すると良いでしょう。

④ あなたの症状は本当に顎関節症？

1 顎関節症と似た症状を示す病気

顎が痛い、口が開かない、顎が鳴るなどの症状は顎関節症の可能性が高いのですが、顎関節症と同じような症状を示す別の病気はたくさんあります。

たとえば顎関節症かと思ったら歯の痛みだったということもあります。

その中でも、神経痛の一つである舌咽神経痛は、物を噛んだり飲み込んだりするときに、喉や舌の奥、耳の周囲に痛みが出てくるため、顎関節症と間違われることがあります。

当然、顎関節症の治療をしても治りません。

日本顎関節学会では、顎関節症と鑑別が必要な病気について表に示すように多くの病気を挙げています。

表　顎関節症と鑑別を要する疾患あるいは障害

I	顎関節症以外の顎関節・咀嚼筋の疾患あるいは障害	
II	顎関節・咀嚼筋の疾患あるいは障害以外の疾患	
	1	頭蓋内疾患　出血、血腫、浮腫、感染、腫瘍、動静脈奇形、脳脊髄液減少症など
	2	隣接臓器の疾患 1）歯および歯髄疾患、歯髄炎、根尖性歯周組織疾患、歯周病、智歯周囲炎など 2）耳疾患、外耳炎、内耳炎、鼓膜炎、腫瘍など 3）鼻・副鼻腔の疾患、副鼻腔炎、腫瘍など 4）咽頭の疾患、咽頭炎、腫瘍、術後瘢痕など 5）顎骨の疾患、顎・骨炎、筋突起過長症（肥大）、腫瘍、繊維質骨疾患など 6）その他の疾患、茎状突起過長症（Eagle症候群）、非定型顔面痛など
	3	筋骨格系の疾患　筋ジストロフィーなど
	4	心臓・血管系の疾患　側頭動脈炎、虚血性心疾患など
	5	神経系の疾患　神経障害性疼痛（三叉神経痛、舌咽神経痛など各種神経痛を含む）
	6	頭痛　緊張性頭痛、片頭痛、群発性頭痛など
	7	精神神経学的疾患　抑うつ障害、不安障害、身体症状症、統合失調症スペクトラム障害など
	8	その他の全身疾患　線維筋痛症、血液疾患、Ehlers-Danlos症候群など

（日本顎関節学会雑誌、26(2)：123、2014より引用）

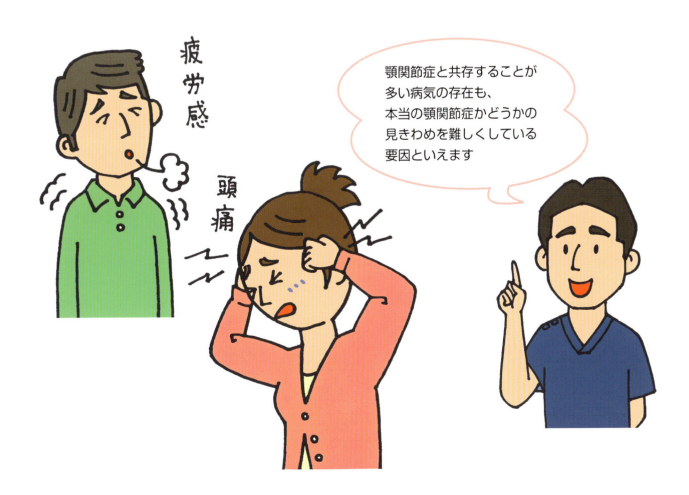

顎関節症と共存することが多い病気の存在も、本当の顎関節症かどうかの見きわめを難しくしている要因といえます

2 症状と経過

1 顎関節症の症状とは？

日本顎関節学会では、顎関節症の疾患概念を以下のように定義しています。

> 顎関節症は、顎関節や咀嚼筋の疼痛、関節（雑）音、開口障害あるいは顎運動異常を主要症候とする障害の包括的診断名である。その病態は咀嚼筋痛障害、顎関節痛障害、顎関節円板障害および変形性顎関節症である。

（日本顎関節学会：「顎関節症の概念（2013）」）

簡単にいえば、顎関節症とは…
①顎関節や咀嚼筋の痛み
②顎が鳴る
③口が開かない

という症状を示す病気の集まりであり、顎関節症は1つの決まった病気ではないということです。
そこには……

1	筋肉の問題
2	顎関節の問題 ・関節包（関節周囲を覆っている滑膜組織）靭帯 ・関節円板（コラーゲンとよばれる線維の塊）の問題 ・骨の変形

以上がそれぞれ問題となって症状を生じさせています。ですから、まずどこに問題があるかを診断することが必要です。そこには次の問題があります。

1 筋肉

図2-1は、皮膚をはがして、顎関節症に関係する筋肉だけを取り出した図です。
顎関節症の症状で多いのは①咬筋、②側頭筋、③外側翼突筋、④内側翼突筋、⑤胸鎖乳突筋などです。

2 顎関節

顎関節は関節包という滑膜組織で包まれていて、その上に靭帯があり、上下の関節が離れてしまうのを防いでいます（図2-2）。

3 顎が動く仕組み

靭帯、関節包を取ると下顎頭という顎の骨とそれが収まっている下顎窩、その間には、関節円板というコラーゲンがつまった、顎が動くときにクッションの役割をする組織があります（図2-3）。

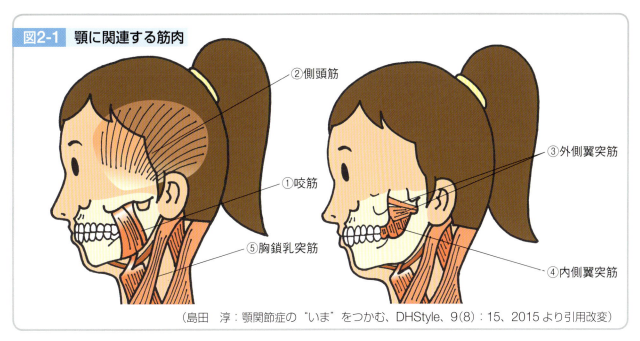

図2-1 顎に関連する筋肉

（島田　淳：顎関節症の"いま"をつかむ、DHStyle、9(8)：15、2015より引用改変）

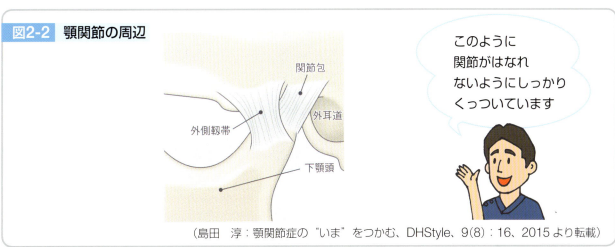

図2-2 顎関節の周辺

このように関節がはなれないようにしっかりくっついています

（島田　淳：顎関節症の"いま"をつかむ、DHStyle、9(8)：16、2015より転載）

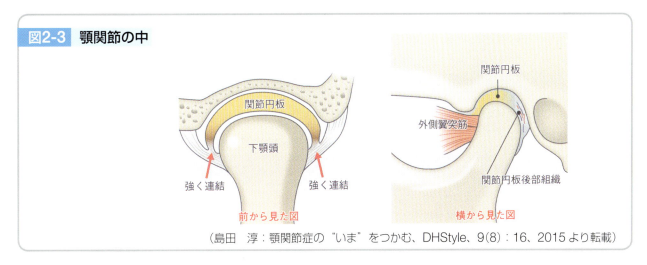

図2-3 顎関節の中

（島田　淳：顎関節症の"いま"をつかむ、DHStyle、9(8)：16、2015より転載）

①顎関節は他の関節と違い、口を開けた時にはその場で回転するだけでなく大きく開けた時には、下顎窩から外れて前に滑走します（**図2-4**）。
　→これは動く経路が決まっており、ここから外れると脱臼となります。
②関節円板はこの時、下顎頭と関節の骨（関節隆起）の間に挟まりクッションの役目をします（**図2-4**）。

2章　症状と経過　13

図2-4 正常な顎の動き

ひっかかりや雑音もなく、経路どおりのスムーズな動き

- 咬頭嵌合位……奥歯を咬み合わせた位置
- 最大開口位……一番大きく開けたとき

経路どおり、スムーズに関節円板が動いています

（島田 淳：顎関節症の"いま"をつかむ、DHStyle、9(8)：16、2015より転載）

→顎の関節に持続的に大きな負担がかかると関節円板はズレてしまい、口を開けた時にズレていた関節円板が戻りその時に「カクン」というクリック音がします（**図2-5**）。

※口を閉じてきた時にまたズレるのですが、この時には音が小さいか音がしないことが多いです。

③関節円板がズレただけでなく形が変わってしまい骨とくっついてしまう（癒着）と、口を開けようとしても動かなくなった関節円板が邪魔をして口が開かなくなります（**図2-6**）。ただ口が開かない状態には、筋肉が痛くて開かない場合もあり注意が必要です。

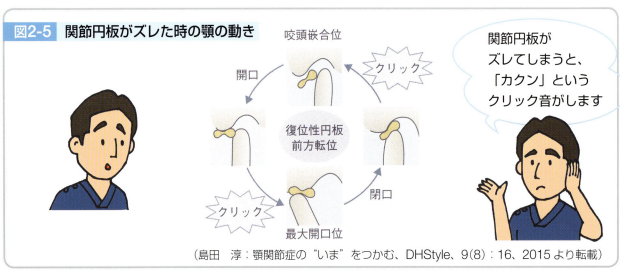

図2-5 関節円板がズレた時の顎の動き

関節円板がズレてしまうと、「カクン」というクリック音がします

（島田 淳：顎関節症の"いま"をつかむ、DHStyle、9(8)：16、2015より転載）

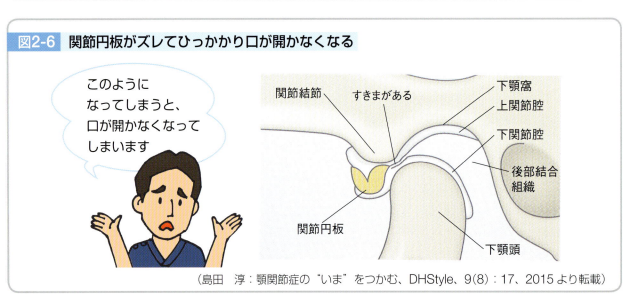

図2-6 関節円板がズレてひっかかり口が開かなくなる

このようになってしまうと、口が開かなくなってしまいます

（島田 淳：顎関節症の"いま"をつかむ、DHStyle、9(8)：17、2015より転載）

2 実際の症状と対応

1　顎が痛い

顎関節症で最も多いのは顎の痛みです。
痛む場所は耳の前の顎関節であったり、顎関節周りの頬やこめかみなどです。

痛みの特徴：
①口を開け閉めするなど顎を動かした時の痛み。
②顎を動かさなくても痛むこともあるが、顎を動かすと痛みが増す。

顎関節症か疑わしい痛みの特徴：
　顎を動かさなくても痛みがあり、動かしても痛みが変わらない場合や腫れていて痛い場合は顎関節症でない可能性がある。

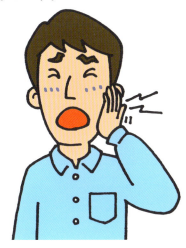

2　口が開けられない（開口障害）

口が大きく開けられないケースには、以下の状態があります。

症状
1. 大きく開けると痛いので開けられない
2. 痛みはないが大きく開けられない

経過
1. （何かのきっかけで）突然口が開けられなくなる
2. 口が開けにくい状態から徐々に口が開けられなくなる

　このようにそれまで口は開いたのに、何かのきっかけで「突然口が開けられなくなる場合」や「口が開けにくい状態」から始まり徐々に口が開けられなくなる場合など様々なケースがあり、その過程は診断を行うのに役立ちます。

> 通常どのくらい開くのか？
> 人指指・中指・薬指3本の第2関節くらいまで入るぐらいです。

開口障害の診断

● 今まで顎が鳴ることが多く、突然口が開けられなくなり、顎が鳴らなくなった場合
　→関節円板が引っかかってしまったことが考えられます。その場合は、痛いのを我慢して開けようと思っても開けられません。たまにいろいろな方向に顎を動かしていると、カクッと音がして関節円板が戻ることで口が開くようになります。
● 徐々に開けられなくなったり、痛いのを我慢すればある程度口が開けられる場合
　→筋肉が傷んで口が開けられなくなっている可能性があります。

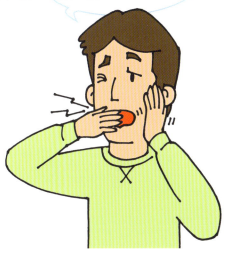

3　顎が鳴る

顎を動かした時に音がすることがあります。これを顎関節（雑）音といいます。
なぜ（雑）なのでしょうか？　雑音とは、本人が気になれば雑音、気にならなければ音ということです。

> **一般の歯科健診などで、顎の検査をすると
> 約50％の人に顎関節の音が見られます。**

ただこれを気にしている人はあまりいません。もともと顎の中の形の問題で音がしている人もいますが、音の原因の多くは、関節円板がズレていることです。

❶症状のない人の関節円板はどうなっているのか？

以前は顎関節に造影剤を注射しないと関節円板を調べられないことから、症状のない人の関節の状態を調べることは困難でしたが、MRIの登場により、痛みなく関節円板の状態を調べることが可能になりました。これにより症状のない人の30〜50％で関節円板がズレていることがわかったため、現在では関節円板がズレていること自体は問題がないとされています。そのため痛みや開口障害のない関節円板のズレからくる顎関節（雑）音は治療の対象ではないとされ、顎関節（雑）音に対してのみの治療は行われないのが現状です。

❷顎の音と顎のズレ

顎の音は、歯ぎしり、くいしばり、片方だけで食べる癖があるなど、顎関節に負担をかけることが多いと出やすいです。上下の歯が接触しないようにしたり、音がしないように口を開ける練習をするなど、日常での癖を治すことや、リハビリを行うことで、音の大きさや引っかかりが軽減することもあるため、セルフケアは行ってもいいかと思います。後の章（P.23以降）でご紹介します。

歯科医師から、顎がズレている。治らないと説明されて心配している患者さんの相談を多く受けます。おそらく先生は心配ないと説明していると思いますが、「ズレている」「治らない」との言葉の印象が強すぎるようです。

顎がズレていること自体は問題ありませんし、痛みなどがあってもうまくセルフケアや治療を行えばズレたままでも問題がまったくなくなる場合も多くみられます。心配しないでください。心配な場合はぜひ専門医にご相談ください。

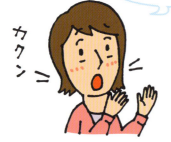

大丈夫かな……

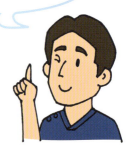

関節円板のズレは
気にしなくていい！

4　口は開くけど違和感がある

顎に違和感があり、歯科で診てもらったけれども、口は開くので問題ないと言われて納得いかず、何件も歯科を受診する患者さんがいます。

症状：口は通常どおり開いていても、関節円板が引っかかっていることや、筋肉の緊張のせいで関節の動きが悪くて違和感が出ている場合。

対応：専門医の指示に従って、セルフケアを行ってください。関節の動きがスムーズとなり、左右の関節のバランスが取れることで症状が軽減する可能性があります。本書でも紹介しますが、やみくもに行うと関節を痛めることがあるので、必ず専門医にご相談ください。

5　頭痛や肩こりは顎関節症か？

顎関節症は、顎関節とそれに関係する筋肉の問題です。といっても実際には、顎関節症の患者さんは、顎の症状の他にいろんな症状を訴えることが多いのも事実です。

これは、他の病気が共存している可能性もありますが、筋骨格系の運動障害として顎関節症を捉えると、正体が見えてきます。

要因と症状：他の病気が共存している可能性もありますが、くいしばりなどの悪習癖、生活習慣などが原因で筋肉や関節に何らかの負担がかかり顎の症状が出ていることも考えられ、頭の筋肉や頭を支える首の筋肉に痛みが出てもおかしくはありません。

対応：生活習慣や悪習癖の改善を含めた顎関節症の治療を行うことで、頭や首の筋肉の緊張が取れ、頭痛や肩こりが軽減することもあります。
　　　ただ頭痛や肩こりの原因は様々ですので、あまりにひどい場合には神経内科や頭痛外来などを受診することも考えてみてください。

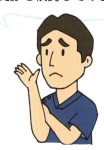

痛みがひどい場合は、顎関節症専門医（HP参照）または神経内科や頭痛外来の受診も検討してみましょう

☕ コーヒーブレイク
関節円板に関わるお話…

　30年ぐらい前までは、関節円板のズレを何とか治そうという試みがなされていました。

　アメリカでは関節円板を取ってしまい、シリコンを代わりに入れる手術が行われていた時代があります。この手術の多くは失敗に終わり、口が開かなくなったり痛みが取れなくなったりしたため大きな問題となり、現在は行われていません。

　またズレた関節円板に顎の位置を合わせ、音がしない位置に咬み合わせを変えてしまう治療も多く行われていました。これは歯を何本も削って被せなければならないため、患者さんの負担も大きかったのですが、しばらくするとまた音が戻ってしまうことが多くみられました。

　現在では、関節円板がズレていること自体は大きな問題ではないとされ、関節円板を戻すことを目的にした大がかりな治療は必要ないとされています。

　ただ、歯ぎしり、くいしばりなどに気をつけ、リハビリを行うことで位置が治ることもあるので、心配な場合は専門医の先生に相談すると良いと思います。

3 顎関節症を放置したら？

> 放置しておいても自然に症状が軽くなることも多く、
> 悪性疾患のように徐々に症状が悪化することはあまりありません。

　中には、慢性的な痛みとなったり、だんだんと悪くなることもありますが、そのほとんどは心身症や他の病気が絡んでいる可能性があり、大抵は心配ありません。

　ただ自然に治る場合が多いといっても、適切に対応すれば、もっと早く治る可能性が高く、あるいは慢性痛への移行が防げるといわれているので、症状が改善しづらい場合は早めに専門医に相談したほうがいいでしょう（図2-7）。

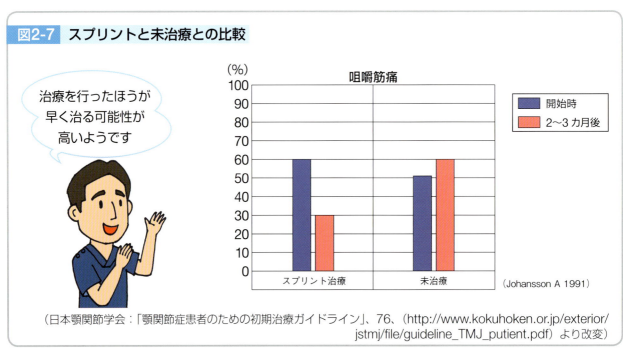

図2-7　スプリントと未治療との比較

（日本顎関節学会：「顎関節症患者のための初期治療ガイドライン」、76、（http://www.kokuhoken.or.jp/exterior/jstmj/file/guideline_TMJ_putient.pdf）より改変）

※スプリント（ナイトガード）とは夜間に装着するマウスガード様の装置のこと

1　後戻りのできない治療はやめておきましょう

　「1章　顎関節症の正体」（P.7）でも話しましたとおり、症状が出ているときに、慌てて咬み合わせを調整するような、後戻りができない治療を行うと、そこから症状が悪化することがあります。

　関節や筋肉の状態が悪いことが原因で、顎の位置が変わり、一時的に咬み合わせが悪くなっている場合が多いので、そのような時に歯を削って調整してしまうとかえって咬み合わなくなり、症状が悪化してしまうことがあります。

治療はまず、生活習慣の改善、運動療法など簡単にできることから始めることが大切です。

ポイント！

　最初にお話ししたように顎関節症の治療はまだ確立されていない部分があり、いろいろな考え方があります。実際咬み合わせが問題で顎関節症が生じているケースがあるのも事実ですが、咬み合わせに手をつけずに治るケースも多いため、まず簡単にできることから行うほうがリスクが少ないといえます。

3 顎関節症の原因は？

1 咬み合わせは顎関節症の原因か？

1 顎関節症の原因

咬み合わせが悪いから顎関節症になる。そう考えられていた時代がありました。
現在では、

> いくつかの要因が積み重なり、顎の関節や筋肉が個人の許容範囲を
> 超えてしまった時に症状が出る多因子病因説が考えられています。

これはどういうことでしょうか。

現在の世界的な見解として、咬み合わせと顎関節症とは、関係している場合もそうでない場合もあるとされています。咬み合わせが悪い人が顎関節症になり、咬み合わせを治したことで症状が治ることもありますが、咬み合わせが悪くない人も顎関節症になりますし、咬み合わせが悪い人でも顎関節症にならない人もいます。

まず、原因と結果を例に考えてみましょう。

すべての原因は、必ず決まった一つのことから起こるでしょうか？　人間は機械ではありません。疲れているときもあれば調子のよいときもあると思います（仕事や家庭でイヤなことがあれば気が重くなります。また力仕事が多ければ歯をくいしばることが多くなるかもしれません）。

咬み合わせが悪い人がみんな顎関節症になるわけではありません。周りを見渡してみてください。咬み合わせは悪そうなのに、何でもバリバリ食べている人がいませんか？

一つの病気に一つの原因を当てはめることを「単一病因説」といいますが、顎関節症に関しては、咬み合わせの良し悪しだけが症状を左右するわけではなく、いくつかの要因が積み重なり、顎の関節

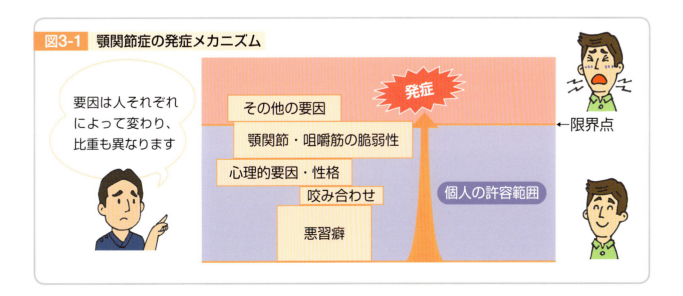

図3-1　顎関節症の発症メカニズム

や筋肉が個人の許容範囲を超えてしまった時に症状が出る「多因子病因説」が考えられています（**図3-1**）。

　顎関節症や腰痛のような筋骨格系の運動障害の場合、このように多くの要因が関係しているため症状が出たきっかけや原因がよくわからない場合が実際多いのです。昨日まで何ともなかったものが急に痛くなる。思い当たることがないと不安ですよね。

　たとえば首を寝違えたと同じように顎を寝違えたと考えたらどうでしょうか？

　最近、歯を治していないとしたら、また自覚がないのに咬み合わせが問題というのは本当にそうなのでしょうか？

2　咬み合わせの治療で症状が改善されることがあるのはなぜ？

　咬み合わせの治療をして、顎の症状だけでなく、全身的な症状や精神的な症状が改善されることがあると報告されているのはなぜでしょう？

　「治療効果」や「真の治療効果」という言葉を聞いたことがありますか？　治療効果とは、何かの治療を行って良くなったということです。咬み合わせの治療を行うと、顎関節症だけでなく全身的な症状をはじめ精神的な問題まで良くなることがあります。これは咬み合わせの治療の効果だけなのでしょうか？

　治療効果に関しては、次のように考えられます（**図3-2**）。

真の治療効果＋自然経過＋平均への回帰＋プラセボ＋ホーソン効果
**　　　　　　　　　　　　　　　　　　　　　　＝見かけの治療効果**

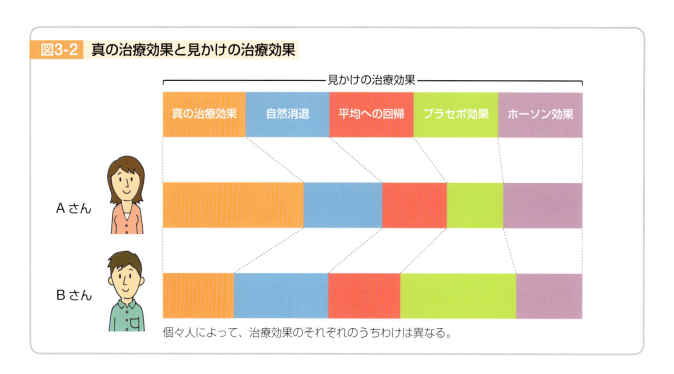

図3-2　真の治療効果と見かけの治療効果

個々人によって、治療効果のそれぞれのうちわけは異なる。

　たとえば風邪を引いたとき、何もしなくても時間が経てば治ることが多いですよね。人間の体には通常、恒常性を保つ機能（ホメオスタシス）による「自然治癒力」があるからです。

　医療の基本は、この自然治癒力をいかに助けるかにあります。

　顎関節症はたいてい筋骨格系の運動障害ですので、症状が軽度であれば自然治癒することも多いといわれています。つまり、実は咬み合わせの治療をしてもしなくても、次回来院までの間に自然に治っていた、という可能性があります。

3　真の治療効果とは？

ここで真の治療効果とは何を示すのか、考えてみましょう。

平均への回帰とは、症状の程度は偶然に左右されるので時間とともに自然に平均的な症状に近づくことです。

プラセボという言葉を聞いたことがある人は多いでしょう。たとえば、実際には効果のないうどん粉のようなものを薬だと言われて飲んでも、症状が治まってしまう……といったようなことです（P.22「コーヒーブレイク」参照）。

ホーソン効果とは、治療を受けたことで、患者さんが治るために様々なことに気をつけて努力する効果のことです。

このように考えると、真の治療効果に対して、それ以外の要素も強いことがおわかりいただけるかと思います。

ちなみに難治性の顎関節症や歯の痛みのほとんどは歯科治療から始まっています。

> **自然経過やプラセボなどでも治る可能性もありますので、
> いきなり咬み合わせを治すことはあまりお勧めできません。**

したがって、咬み合わせをいきなり治すよりも他の要因、生活習慣、悪習癖に気をつけることや運動療法などのセルフケアを積極的に行うことで積み重なっている要因を個人の許容範囲まで下げるほうが少ないリスクで大きな効果があると思います。

ポイント！

咬み合わせと顎関節症

顎関節症のほとんどは咬み合わせを治さなくても治ります。

1. 治す必要のない場合

顎関節症で顎の調子が悪くなると、顎の位置が変わり、それに伴って咬み合わせも変わることがあります。この場合は、顎の調子が良くなると咬み合わせが戻る場合がほとんどです。

2. 治す必要がある場合

1）むし歯の治療中や歯ぎしり・くいしばりがひどい場合

むし歯がたくさんあり、歯を治しているうちに少しずつ顎の位置が変わってしまった場合や歯ぎしりがひどく歯がすごく減ってしまったことが原因で顎関節症になった場合には、顎の状態が良くなるとそれに伴い、うまく上下の歯が咬み合わなくなる場合があります。この場合は長い間かけて咬み合わせが変わってしまい、顎がその変化について行けなくなっていた可能性があり、食事などに支障をきたす場合には顎が良くなった後に咬み合わせを治す必要があります。

2）歯の高さが合わない場合

治療した歯が高かったり、低かったりすると顎が痛くなる場合がありますが、症状は治療したあと、比較的早く現われます。あるいは入れ歯がすり減って低くなりすぎた場合にも顎に負担が掛かるので顎が痛くなることがあります。

以上のように、咬み合わせが関係する場合にはいろんなパターンがあります。ただ基本的には、まず症状を取るための可逆的な治療（後戻りができる治療）を行うことが原則です。

❷ 生活習慣と悪習癖

顎関節症の原因は、多因子である、原因がはっきりしないとのお話をしました。

> 日常生活での習慣や悪習癖が、知らず知らずのうちに
> 顎に負担をかけていて、身体の許容範囲を超えてしまい、
> 顎関節症の症状として現れる場合が多いと言われています。

急に思い当たることはないかもしれませんが、生活習慣や悪習癖を見直すことで症状が改善する、あるいは再発が防げる場合が多いので、これを機会にご自身の生活習慣や悪習癖を見直してみましょう。具体的な事柄については次章からお話ししていきます。

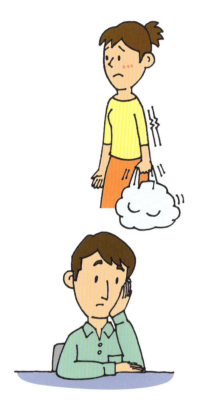
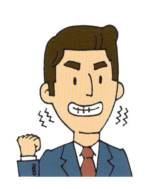
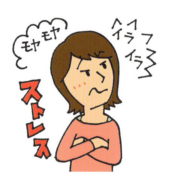
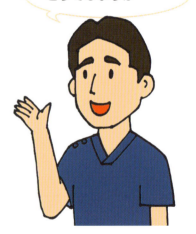

☕ コーヒーブレイク
薬の効果を調べる時には…（プラセボ効果とは？）

現在も薬の効果を調べる時に、細かい設定が必要ではありますが、本当の薬と偽の薬（うどん粉のように効果のないもの）を飲み比べてその差から薬の真の効果を調べると、この偽の薬でも良くなる人が出てきます。

この効果について以前は、「気のせい」のように言われていましたが、最近では、脳の中での変化がみられることにより実際に効いているとの報告もあります。

治療自体というよりも「治療を行った」と思うことに対する脳の反応によるものかもしれないと考えられています。

4 自分でできることは？

1 症状の確認と様子を見ていい場合と病院に行った方がいい場合

まず症状の状態確認をしましょう。

前章まででもお話ししましたが、顎関節症は致命的な病気ではないので焦らないことです。まず落ち着いて、どんな症状か確認してみましょう。何もしなくても痛い？　何もしなければ痛くない？　口を開けると痛い？　口が開かない？　咬みしめると痛い？　顎が鳴る？　などの場合はどうすればよいでしょうか。

痛みがある場合はまず安静にすることです。痛みによっては以下のような対応があります。

A 何もしなくても痛い場合…顎を動かすと痛みが増すかどうか確認してみましょう。動かしても痛みが増さないとすると顎関節症ではない可能性があります。早めに病院へ行かれることをお勧めします。また腫れた感じがあるようでしたらやはり早めに病院へ行きましょう。顎関節症は感染症ではないので腫れることはありません。

B 何もしなければ痛くない場合…少し口を開けてみましょう。口は開きますか？　痛みはどうでしょう？　あまり顎を動かさず、食べるのも柔らかいものを食べてなるべく顎に負担がかからないようにしてください。まずは安静にすることです。湿布やマッサージが効果的な場合があります。また生活習慣に気をつけることも必要です。1週間くらい様子を見て症状が徐々に軽くなる、あるいは治まってしまえば、もう少し様子を見ても良いかと思います。

C 1週間たっても良くならない場合…歯科を受診してください。

D 痛くないが口が開かない場合…関節円板がひっかかった可能性があります。図4-6（P.37）を参考に顎を動かして開くようになったら、くいしばらないよう気をつけて、硬いものなどを咬まずすこし様子をみて、それでも開かないようでしたら、歯科を受診してください。

E 顎が鳴る場合…かなり以前から音がしていた場合で痛みなどなければ通常はそのままでも大丈夫です。最近、音がしてきたり、音が大きくなっているようでしたら、くいしばり等で顎に負担がかかり、関節円板が少しズレたかもしれません。くいしばらないようにして図4-4（P.35）の運動を行ってみてください。気になるようでしたら専門医にご相談ください。

※受診については第5章で説明いたします。

顎関節症は、得意な先生とそうでない先生がいらっしゃいますので、受診する場合には日本顎関節学会のＨＰ（http://kokuhoken.net./jstmi/certification/list.shtmi）などを参考にしてください。

まず痛み出した時にすぐに自分でできること

　顎関節症の痛みは、ほとんどが筋骨格系の運動障害による痛みです。これは虚血性の痛み、すなわち血の流れが悪くなっての痛みなので、

> 対処法としてまず挙げられるのは、血の流れを良くして、
> 痛みを起こす物質を洗い流すことです。

　急に強く痛んだ時には、まず安静にすることです。何もしなくても痛んだり、動かさなくてもズキズキ痛むときは冷やすことです。ただあまり冷やしすぎると血行障害が進み、治りが悪くなるので、タオルを濡らして5～10分程度冷やしてください。

　動かした時だけ痛いようでしたら、濡れたタオルを温めたり、ホットパックを電子レンジで温めたりして痛い所を温めましょう。

　痛む筋肉は皮膚から少し深い所にあるので、なかなか温度が浸透しづらいのですが、乾いたものよりも濡れたものを長く当てておいたほうが温まりやすいようです。ホットパックを使う場合は湿熱と乾熱があり、湿熱の方が熱の伝わり方は大きくなります。

ポイント！
痛みが強いようであれば、早めに病院へ行くようにしましょう。

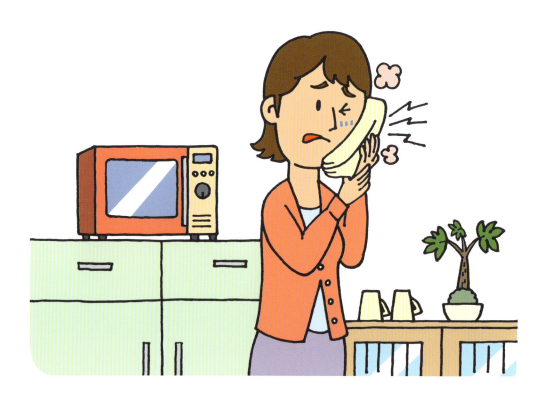

❸ 顎を守るセルフケア（日常生活を見直す）

顎関節症は、ある意味、生活習慣病です。セルフケアを行うことで、ほとんどの顎関節症は治るといわれています。

> セルフケアには、顎を守るためのセルフケアと、
> 積極的に顎を治すためのセルフケアがあります。

まず顎を守るためのセルフケアを行うために、顎に負担がかかる事柄と、どうやって守るかについてお話ししたいと思います。

1 歯ぎしり・くいしばり

顎関節症では、朝に症状が強い人と、夕方から夜にかけて症状が強くなる人がいます。

朝に症状が強いということは、寝ているときに何か問題があるということになると思います。一番に考えられるのは歯ぎしり・くいしばりです。

歯ぎしり・くいしばりというと、旅行をして、夜寝ている時に友人がギリギリうるさくて眠れなかった。こっちはあんなにうるさくて眠れなかったのに、本人はケロッとして気がついていなかった……などという経験をお持ちの方もいると思います。たまに自分の歯ぎしり・くいしばりで目が覚めたという人もいますが、それはごくまれです。通常は自覚がない場合がほとんどです。

❶歯ぎしり・くいしばりの種類

1	グライディング／ギリギリと音がする
2	クレンチング／音はしないがグッとくいしばる
3	タッピング／カチカチと音がする

以上3つに分かれます。音がしてわかりやすいので、一般的には歯ぎしりというとグライディングのことを指します。また、歯ぎしり・くいしばりは寝ている時に生じるというイメージがありますが、起きている時のくいしばりも歯ぎしり・くいしばりの一種です。ただ起きているときは悪習癖に分類されるので、これについては次の項目で説明いたします。

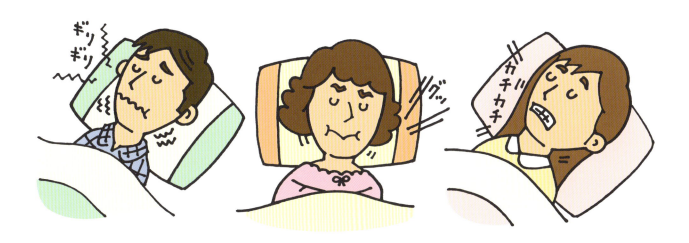

❷睡眠時の歯ぎしり・くいしばり

　睡眠時の歯ぎしりの原因について、以前は咬み合わせが原因といわれていた時期もありました。現在では自律神経系の活動の変化、脳波活動、心拍数の増大に続き、筋が活動し、顎が動くことにより歯ぎしり・くいしばりが起こることから、咬み合わせは直接の原因でないといわれています。

　そこには睡眠の深さが関係していて、歯ぎしり・くいしばりの大半が眠りの浅いレム睡眠で起きています（つまり眠りが浅い人は歯ぎしり・くいしばりが出やすいということです）。特に眠りの深いところ（ノンレム睡眠）から眠りの浅いところ（レム睡眠）に移行する睡眠状態が不安定な時に起きるといわれています。

　その他の原因として、ストレス、性格、遺伝、薬の副作用、飲酒、喫煙、病気の副作用など多くの項目が挙げられていますが、個人差が大きいため実際のところはよくわかってはいません。ただ睡眠時の歯ぎしり・くいしばりは、起きている時の最大くいしばり以上の力がかかるので、歯や歯肉、筋肉、顎関節に破壊的に働くといわれています。

> **ポイント！**
>
> 　歯ぎしり・くいしばりによる持続的な筋肉への負担のため、起床時に顎の痛みが強く、時間の経過とともに痛みが消えていく場合が多いです。また顎関節の変化についても、持続的な負担の増加が、関節の中に負担をかけ、関節痛を起こしたり、関節の中の関節円板をずらしてしまうのではないかといわれています。
>
> 　最近では、音がする歯ぎしり（グライディング）はそれほど顎には害がなく、問題は、音がしない歯ぎしり・くいしばり（クレンチング）であるともいわれています。

■**治療法**（P.42　第5章参照）

　結局、歯ぎしり・くいしばりの原因は様々なので、現在のところ根本的な解決方法というものはありません。ストレス、飲酒、薬が関係しているようであれば、それぞれに対応する必要があります。現在一番多く用いられているのは、スプリント（ナイトガード）というマウスピース様の装置を使った療法です。

　睡眠の改善や筋肉の力を弱めるために飲み薬や注射等を使うこともありますが、薬を止めると戻ってしまうことや、薬物依存、副作用の問題があるので、興味がある人は、専門医に相談してみてください。また最近では、寝る時に口にテープを貼ることで起床時に顎の症状が改善することがあるのでためしてみてください（P.29、図4-1）。

　スプリント療法については、第5章『歯科での診断と治療法』で詳しく説明いたします。

> **ポイント！**
>
> 　一般的には、スプリント（ナイトガード）というよりマウスピースというほうが患者さんの理解が得やすいので、マウスピースと呼ばれることが多いですが、スポーツのマウスピースとは違います。

❸睡眠時の歯ぎしり・くいしばりの治療法

歯ぎしり・くいしばりの根本的な治療法はありませんが、歯ぎしり・くいしばりを少なくするためにいろいろな試みがなされています。

昼間のくいしばりを減少　昼間のくいしばりは、睡眠時と違い、多くは悪習癖として捉えられています。自覚して悪習癖を改善することで昼間のくいしばりが減少すると、睡眠時の歯ぎしり・くいしばりも減少するとの報告があります。

リラキゼイション　つまりリラックスをすることですが、力を抜くというのは通常でも難しいことです。力を抜くためには、最初に力を入れることがポイントです。

ⓐ布団に入り枕を低くし、後頭部の一番出っ張った所より首の付け根近くに枕が来るようにします。
ⓑすると頭が少し上を向くので、口が開きやすくなります。
ⓒその状態で1、2秒強く咬みしめてから、顎の力を抜いて歯を離してください。
ⓓこの時に呼吸も合わせて、力を入れる前に大きく吸って、力を入れる時に息を止め、脱力した時に大きく吐いてください。
ⓔ次に肩に思いきり力を入れて1、2秒したら力を抜いてください。ここでも呼吸を合わせてください。
ⓕ同様に胸、腹、太もも、そして最後に足の先に力を入れ、ストレスがすべてそこから出ていくようなイメージで大きく息を吐きだしながら脱力します。

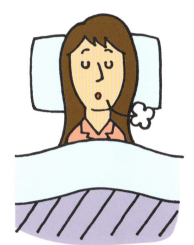

自己暗示法　たとえば、大事な用事があって朝4時に起きなければいけない時に、目覚ましが鳴る前に目が覚めることがあると思います。①リラキゼイションの作業で力を抜いた後に、②呼吸に意識を傾け、吐くときに脱力するのを繰り返しながら、手足やお腹が温かくなってくるのを感じてください。③また吐くときにリラックスすること、歯をくいしばらないこと等を自分に言い聞かせます。④そして、次の朝、すっきりさわやかに目が覚める自分の姿をイメージしながら眠りに入ってください。

（谷口威夫：身近な臨床ブラキシズム（その1）、日本歯科医師会雑誌、53(3)：221-227、2000）

その他にも、ストレスマネージメントや、寝る前に飲酒、喫煙、あるいは読書をしないなどに気をつけてみてください。

2　悪習癖

❶昼間のくいしばり、上下歯列接触癖（TCH：Tooth Contacting Habit）

今この本を読んでいただいているわけですが、ちょっと本を置いてまっすぐに姿勢を正して座ってみてください。

> 力を抜いて、心を落ち着かせてください。
> まっすぐ前を見て背筋を伸ばして目を閉じます。
> そしてゆっくり唇を閉じてみてください。

どうでしょう、上下の歯は触っていますか？　触っているのは、奥歯ですか？　前歯ですか？　また、その時に舌はどこにあるでしょうか？　下の前歯に触っていますか？　それとも上顎の歯茎に触っていますか？

問：1日のうちで上下の歯が接触している時間はどれくらいでしょう？
答：20分程度です。

　日本だけでなく世界的にいろいろな研究がありますが、どのデータを見てもだいたい20分程度です。どうでしょうか、驚かれた方もいらっしゃるのではないでしょうか？　実際、診療室で患者さんにお話しすると、驚かれる方が多いです。

　下の顎の骨は頭の骨と筋肉と関節でつながっているので、上下の歯が当たっているというのは、下の顎をずっと持ち上げていることになります。

　たとえば、手を軽く握りしめてください。強く握りしめてなくても、長く握っていれば手がこわばり、手を開くのに違和感があるかと思います。ずっと力がかかっていれば疲れてしまいますよね。顎の筋肉や関節、あるいは歯も、同じことがいえます。ただ、これが習慣となってしまうと軽く上下の歯が当たっていても気がつかないことがあります。

▶やってみよう①（筋肉の動き）

　両手をそれぞれ左右の頬に当てて、その状態で歯を軽く合わせてみてください。頬の筋肉が硬くなったのがわかると思います。

▶やってみよう②（舌の確認）

　今度は手鏡を持って、あるいは洗面所へ行って口を開けてみましょう。舌や下唇の内側を見てください。……それぞれの周りがギザギザしていませんか？

　くいしばりなど上下の歯の接触があると舌や粘膜が歯に押し付けられるため、歯の跡がついてしまうのでギザギザになってしまうことがあります。特に舌の位置が口を閉じた時に下の歯に当たっていると、口を閉じているときに舌は下の歯を押すために顎に負担がかかってしまうのです。口を閉じたら、舌は上の顎の歯茎にあたっているのが良いといわれています（**図4-1**）。

▶やってみよう③（貼り紙法）

　では歯が当たらないようにするにはどうしたらいいでしょうか？

　現在、歯科で歯が当たらないように勧められている方法としては、貼り紙法という方法があります。歯を離そうと意識すると逆に疲れてしまいますよね。意識しないで歯を離す習慣を作ることが大切です。貼り紙は家や仕事場の目が付くところにそれぞれ最低でも10カ所貼ってください。ここでのポイントは、

> 普段は歯の事は意識せず、貼り紙を見た時には大きく息を吸って肩に力を入れ、息を吐きながら、肩の力を抜き、歯を離すようにします。

　これによって、歯が当たると自然に離すという条件反射を身につけていきます。

（木野孔司：完全図解　顎関節症とかみ合わせの悩みが解決する本、講談社、東京、2011）

　ただそうは言ってもなかなか習慣を変えるのは難しいですよね。たとえば、靴を左側から履くのが習慣になっている人が右から無意識に履けるようになるのに1カ月かかるといわれています。

▶やってみよう④（その他の方法）

　ⓐ時間を決めて口を開けるようにする。たとえば時計の長い針が12を指した時に、ゆっくり大きく口を開け、一番大きくあけたら、5秒ほど維持します。これを3回行ってください。

　ⓑガムを噛んで柔らかくした後、それを舌の上で転がして丸くするのを続けることで歯が当たらない、顎にも力がかからない、顎を動かすことで筋肉に血流が良くなり痛みも取れやすくなる（ガムころがし）。

　などの方法があります。

いずれにしても、長時間同じ姿勢、特にうつむいた姿勢でいることは、肩こりや頭痛などの原因にもなりますので、時間を見て体を動かしリラックスすることは必要です。

❷寝る姿勢と舌の位置、呼吸法

寝る姿勢と舌の位置

寝る姿勢や枕の高さも顎関節症と関係しています。

　　　一番良くないのは、うつ伏せ寝です。

　　　一番負担がかからないのは仰向けで寝ることです。

数年前、仰向けに寝ることで、舌根沈下により気道がふさがれ、いびき、睡眠時無呼吸症候群、酸素不足による脳卒中などの弊害が生じるということが話題になりました。たしかにうつ伏せや横を向いた姿勢だと舌は後ろに下がらないために、これらの症状は改善されることがあるようです。また、腰が悪い等、仰向けで寝られない場合もあると思います。ただ、うつ伏せや横向きで寝ると、顎が常に押し付けられることで負担がかかってしまいます。実際、顎関節症の患者さんに寝る姿勢を聞くと、症状のあるほうを下にして寝ているケースがみられます。

また枕が高いと咬みしめやすくなるので、高すぎるのも良くありません。

呼吸法

最近、呼吸法について取り上げられることが多いようです。口呼吸の弊害として、口の中が乾き免疫力が落ちることが挙げられます（**図4-1**）。そのため、鼻呼吸が推奨されています。口呼吸だと口を開いていることが多いため、舌の筋肉や口唇の回りの筋肉が衰えることで舌が後ろに下がり、気道がふさがれ、いびきをかくことや睡眠が浅くなることなども指摘されています。睡眠が浅くなると歯

図4-1　舌の位置とサージカルテープによる歯ぎしり・くいしばりの予防

正しい舌の位置と口呼吸の人に多い舌の位置

［正しい舌の位置］

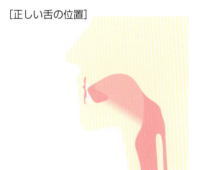

舌が上顎にペッタリとくっついている

［口呼吸の人に多い舌の位置］（歯が接触しやすくなる）

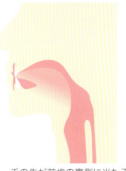

舌の先が前歯の裏側に当たる

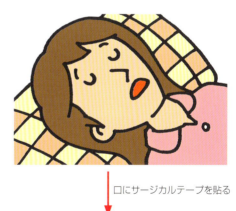

↓ 口にサージカルテープを貼る

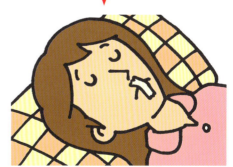

（左図：今井一彰：免疫を高めて病気を治す　口の体操「あいうべ」、マキノ出版、東京、89、2008より引用改変）
（右図：今井一彰：自律神経を整えて病気を治す！　口の体操「あいうべ」、マキノ出版、東京、24、2015より改変）

ぎしり・くいしばりが強くなる可能性も高くなります。

　また、口を開けて寝ている人も、ずっと口を開けて寝ているわけではありません。口の筋肉が弱っていると口を閉じた時に歯を一緒に咬み合わせてしまい、歯ぎしり・くいしばりがひどくなるようです。そこで寝る時に口にサージカルテープを貼っておくと、睡眠時無呼吸の改善になるだけでなく、歯ぎしり・くいしばりも少なくなり、朝すっきり起きられるようです。是非試してみてください(図4-1)。

❸偏咀嚼

　手に利き腕があるように、食物を咀嚼するのにも利き咬みがあるといわれています。顎関節症の患者さんに聞くと、よく使う利き咬み側のほうに症状が出ている場合が多いようです。普段はなるべく均等に咀嚼するといいかと思います。

❹あくび

　不用意なあくびは顎を痛めることがあります。顎の症状がある時は注意してください。下を向いてあくびをすると、口が大きく開かず良いようです。

❺姿勢

　習慣になっている姿勢を見直してみましょう。

　今、この本を読んでいる姿勢はどんな姿勢ですか？　寝転んでいたり、頬杖をついていたりしませんか？　背中を丸めたり、首を突き出したりして、本を読んだり、パソコンをしたり、テレビを見たりしていませんか？　常に肩に力が入っていませんか？　あるいは、片方だけで重いものを持つなどもバランスが悪くなりますね。普段の姿勢が、顎だけでなく、首や肩、さらには腰にも負担をかけている場合が多いようです。

　頭痛と肩こりの原因として、座っているときに骨盤が後傾して、頭が前に垂れていることが挙げられます。頭が首の真上、首が背骨の真上にくるのが良い姿勢の基本です。また、長時間同じ姿勢でいるのは、筋肉や関節の血液の循環障害が起こりますので、リラックスして体を動かす習慣を作るようにすると良いと思います。一生懸命になっているときほど、息抜きを忘れないようにしましょう。

❻環境

　普段生活している環境も、顎関節症の原因となることがあります。寒くなると咬みしめることや体をこわばらせることが多くなり、血流が悪くなるため筋肉や関節が硬くなり、顎関節症の症状が出現しやすくなります。

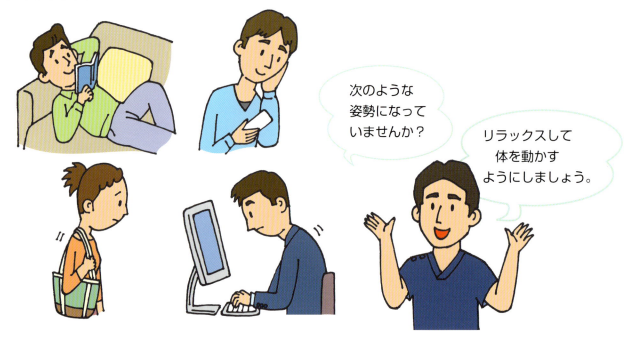

最近では、真夏になるとどこへ行っても冷房が強く効いているため、うっかり薄着で出歩くと風邪を引いてしまうことがあると思います。職場の席が冷房機の前で、そこで寒い思いをしていることが実は顎関節症の原因であったなど笑えない話も実在しますので、周りの環境についても注意してみてください。

❼楽器、スポーツ

管楽器の練習を過度にすることで、顎の関節や筋肉に負担がかかり、顎関節症になりやすいといわれています。

> 練習時には適度な休みをとること、
> 症状が強いようならしばらく休むことが必要でしょう。

またスポーツにおいて、最近、歯や顎の保護のためにマウスガードが義務化されている種目も増えています。たしかにぶつかり合うことや過度にくいしばることで顎関節症となる場合があります。それを防ぐためにマウスガードをすることは必要ですが、そこで問題になるのは、適切な咬み合わせや形態で作られていないマウスガードをしていることで、かえって歯の破折、骨折や顎関節症の原因になるケースがみられることです。特にスキューバダイビングでは、合わないレグレーターを長時間咬みしめていることで口が開かなくなる症例が多く、スキューバダイビングシンドロームといわれています。マウスガードが必要な場合、顎関節症の専門医やスポーツ歯科という分野の勉強をしている歯科医師に相談してください（スポーツ歯科医学会HP　http://kokuhopken.net.jasd/）。

スポーツを行う際、力を入れる時にくいしばっているかどうかは議論されているところですが、少なくとも顎をズラしてくいしばっていると、顎には破壊的な力がかかることになるので注意が必要です。

管楽器を演奏する前後、スポーツを行う前後に数回大きく口を開いて、顎関節や筋をリラックスさせたり、日常生活でもなるべく上下の歯が接触しないように顎をリラックスさせておくことも重要です。

❽ストレス

顎関節症が典型的な心身症に含まれるということをお話ししましたが、ストレスにより、くいしばることが多くなって筋肉や関節に負担がかかることや、痛みに敏感になることで顎関節症状が悪化することがあります。

ストレス自体は刺激に対する反応であり、ストレスがないと人間は生きていけないといわれています。問題は、その大きさと受け止める側の状態です。たとえばくいしばりなどで顎に対するストレスがかかりすぎれば顎が痛くなります。顎に対する負担をどうするかを考えるように、日常生活で問題になっていることを整理してみて、それを解決していくことも必要です。自分で対応できることとで

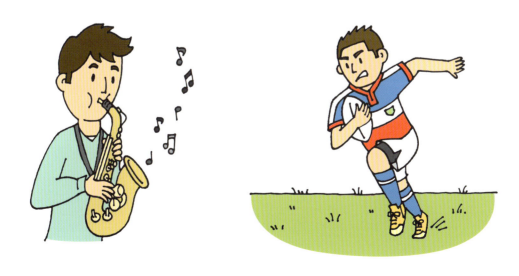

きないことに分け、自分ではどうしようもない問題に対しては悩んでいないで対処できる人に早めに相談したり、気分を変えることも必要です。相談できる相手を普段から見つけておくこと、場合によっては心療内科やカウンセラーなどの専門家を頼るのも良いかと思います。

積極的に顎を治すためのセルフケア（リハビリテーション）

セルフケアを実施する際には、個々人によって症状が違うので、必ず専門医に相談の上行ってください。

顎関節症では、患者さん自身が行うセルフケアが大変有効で重要であるのは、ここまでお話ししてきたとおりです。

日常生活で気をつけていただくことの他に、症状を改善するために行っていただきたいことがあります。顎関節症の痛みは、筋骨格系の運動障害とのお話を最初にしました。以前は痛みがあれば安静にすることが重要であるとされていました。当然痛みがかなり強ければ、安静にすることですが、現在ではある程度痛みが治まって来たら積極的に動かした方が、治りがよいとの考え方に変わってきました。

何もしない状態での痛みがなくなり、口を開けた時や咬んだ時の痛みだけになったら、顎を積極的に治すためのセルフケアを行います。

顎の痛みは、筋肉や関節の血行障害が主な原因ですので、積極的に動かすこと、つまり、運動機能の改善が痛みの改善につながります。

ここで注意していただきたいのは、顎の動く範囲が広がり、大きく開けられるようになってくると、それに伴って痛みが取れてくる——わかりやすくいうと、痛いのを我慢して動かしていると、そのうちに痛みが取れてくるということです。セルフケアを行い動くようになると今まで使っていなかったところが動くようになるので、痛みが強くなったり、関節が動くことで、開けた時や閉じる時に顎が鳴ることがあります（カクンやザラザラなど）。最初は驚くかもしれませんが、これは動いているということなので気にしないでください。痛みを我慢して顎を動かし、顎の動きが良くなってくると痛みはだんだんと治まっていきます。

ただ、痛みが出ると心配と思いますので、あまり無理せず少し痛みが出るくらいから行ってください。

実際、なかなか痛みが取れず来院する患者さんにお話を聞くと、怖くて動かせない、あるいは診てくれた先生から安静にするように言われたというケースが多いです。詳しくは治療のところでお話ししますが、そんな時にゆっくりと顎を伸ばしてあげるとすぐに楽になることも多く、患者さんは驚かれます。ただしやみくもに動かすとかえって逆効果となることもありますので、次からのやり方の説明をよく参考にしてください。

顎を積極的に治すセルフケアは、以下の3通りです。

1. 筋肉に対するのもの（マッサージ、筋の訓練法）
2. 関節の動く範囲を広げるもの（関節円板整位訓練、左右協調性可動化訓練、関節可動化訓練）
3. ストレッチ（自己牽引療法）

> セルフケアの注意
> ・痛みが強くなることがあります。
> ・開閉口時に音がしはじめることがあります。
> ・あまり無理せず少し痛みが出るくらいから行ってください。
> ・行うにあたっては必ず専門医にご相談ください。

1 筋肉に対するのもの

❶マッサージ療法

　この療法は、顎の筋肉の痛みに対して、痛みがある部分に自らの手指を使い、少し痛みを感じるぐらいの力で無理のない範囲で行います。入浴時に温めて行うと効果的です。

　図4-2の手順に沿って行ってください。入浴時に4～5分くらいが効果的です。

図4-2　マッサージ療法

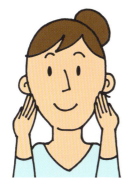
①頰にある筋肉（咬筋）を指の腹でほぐします。

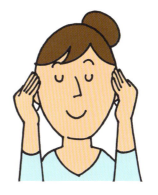
②頭の横の筋肉（側頭筋）を指の腹でほぐします。

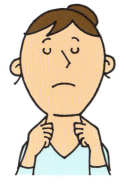
③首の横の筋肉（胸鎖乳突筋）を指でつまんでほぐします。

入浴時などに4～5分行いましょう。

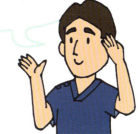
痛みがある所を少し痛みを感じるぐらいの力で手指で筋肉をのばすように圧迫してください。

（顎関節症臨床医の会編：顎関節症運動療法ハンドブック、医歯薬出版、東京、83、2014より引用改変）

❷筋肉の訓練法（筋力増強法）

　顎関節症で筋肉が硬くなっていたり、痛みのために長い間顎を動かさないでいたりすると、筋力の低下が起こります。また、筋力が低下すると治りが悪くなるだけでなく、痛みが強くなる原因になります。そのため、顎関節に関する筋力を鍛えることは、症状の悪化を防ぎ、早期に症状の改善を防ぐのに有効なだけでなく、症状の再発を防ぐことにつながります。

　筋訓練法は**図4-3**の手順で行ってください。

図4-3　筋訓練法

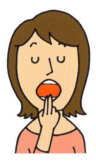

①口を開いた状態で、下の前歯に利き手の人差し指・中指をあて、下に引っ張ります。その力に抵抗するよう、ゆっくりと口を閉じます（1～2分間）。

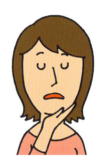

②口を閉じた状態で顎へ手のひらをあて、力を加えながらゆっくりと口を開きます（1～2分間）。

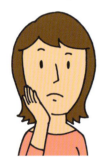

③手のひらを頬にあて、その力に抵抗するように、顎を横に動かします（1～2分間）。同様に、反対側も行います（1～2分間）。

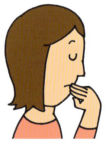

④顎に人差し指・中指・薬指の3本をあてて力を加えます。それに抵抗するように、ゆっくりと顎を前に出します（1～2分間）。

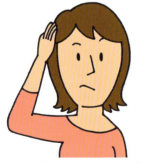

⑤こめかみに手のひらをあて、顔の中心方向に軽く押します。頭は手の力に抵抗し、動かさないようにします（5～10秒間を5回）。同様に、反対側も行います（5～10秒間を5回）。
※お風呂で温まった時に行うと有効です。

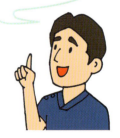

筋肉が弱っていることが痛みの原因の場合があります。お風呂で温まった時に行ってください。

（顎関節症臨床医の会編：顎関節症運動療法ハンドブック、医歯薬出版、東京、81、2014より引用改変）

2 関節の動く範囲を広げるもの

❶関節円板整位訓練（たまに顎が引っかかって開かなくなる人、顎がズレやすい人に有効）

　この訓練は、口の開け閉めをすることで動きが悪くなっている関節円板の動きを良くすること、関節円板の形態変化を期待することで引っかかりを少なくし痛みを取ることを目標に、運動を行います。

　訓練の手順は、**図4-4**のとおりです。

　大きく口を開けて顎が鳴った（カクンという音が多い）後に、下の顎を前に出して閉じます。その時に音がしないこと、また、少し戻しても音がしないことを確認後、また大きく口を開けてみてください。音がしなければ、この運動を繰り返して行います。引っかかりが大きい場合は痛みが強く出ることもあるので、その場合は無理をしないでください。

　上手くすると音は少なくなることもありますが、それはおまけと思ってください。

図4-4　関節円板整位訓練

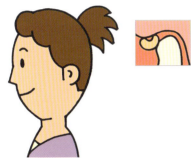

①口を閉じた状態からスタートします。

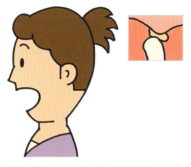

②大きく口を開けます。ポキッなどのクリック音がする場合があります。

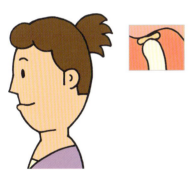

③顎を前につき出すように口を閉じます。

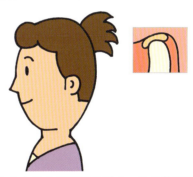

④切端位あたりまで下顎を引き、その位置で開閉口してもクリック音のないことを確認します。

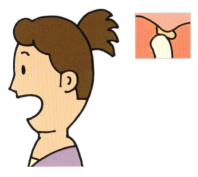

⑤再び口を大きく開け、開閉口してもクリック音のない顎位で繰り返し行います。

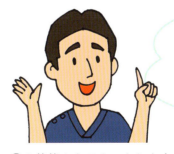

顎が鳴る場合や、顎が引っかかってうまく開けられない場合に有効です。

①の状態からスタートしますが②〜⑤を4〜5分間かけて1日4回くらい（朝・昼・夜・就寝前）くり返し行いましょう。クリック音はなくなりませんが、スムーズに動くようになります。

（顎関節症臨床医の会編：顎関節症運動療法ハンドブック、医歯薬出版、東京、82、2014より引用改変）

❷**左右協調性可動化訓練（開けたときに顎が左右にズレる人に有効）**

　この訓練は、左右の動きが悪いために症状が改善しづらい、あるいは症状が治まった時に再発防止のために行う運動です。

　鏡を見て口を大きく開けた時にまっすぐに口が開いていますか？

　左右の関節の動き方や筋肉の協調が取れていないとどちらかにズレて開くか、左右に蛇行して開け閉めしていることがあります。そんな時、左右の手の平を顎に当てて口を開け閉めしてみると、左右の動きが違うことがわかります。図 **4-5** を見ながら訓練してみましょう。

図4-5　左右協調性可動化訓練

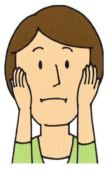
①口を閉じた状態で、左右の頬に手のひらをあてます。

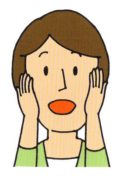
②口が左右にズレずまっすぐに開いていくことを確認しながら、口を開きます。

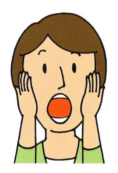
③まっすぐにできるだけ大きく開き、そのまま１〜２分間維持しましょう。

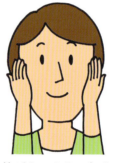
④左右に差がないように気をつけながら、口を閉じます。

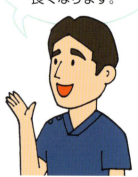
顎がまっすぐに開いているか、鏡で確認しながら行うと良いでしょう。人によっては、左右のバランスが良くなります。

以上を４〜５分間かけて、１日４回くらい（朝・昼・夜・就寝前）行いましょう。

（顎関節症臨床医の会編：顎関節症運動療法ハンドブック、医歯薬出版、東京、82、2014 より引用改変）

❸関節可動化訓練(口に指3本入らない人)

　関節可動化訓練は、顎の関節の動きが悪くなり口が開かない場合(指3本)に、関節の運動範囲を広げることを目的として行います。**図4-6**の手順に沿って行ってみてください。無理に力を入れすぎると関節を痛めるので、ゆっくり徐々に力を入れるようにしてください。指3本がめやすです。

図4-6 関節可動化訓練

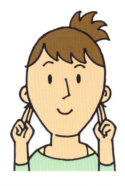

①顎関節の部分に人差し指・中指をあてます。

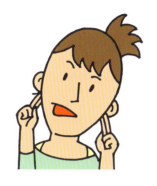

②ゆっくりと顎を左右に動かします。

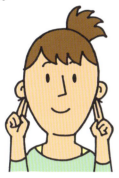

③戻します。

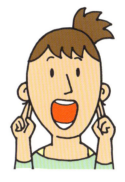

④できるだけ大きく口を開きます。

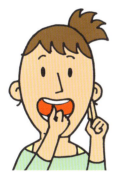

⑤口を大きく開いた状態で、奥歯に親指と人差し指を入れ、もう少し開くように助けます。

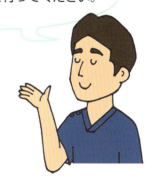

口が開かない、開きづらい場合、少し痛いのを我慢して無理のない範囲で行ってください。

以上を3分くらいかけて、1日5〜10回行いましょう。

(顎関節症臨床医の会編：顎関節症運動療法ハンドブック、医歯薬出版、東京、81、2014より引用改変)

3 ストレッチ

顎が痛い、口が開きづらい、口が開かないなど多くの症状に適応しますが、動かす方向が難しいので、担当医によく教えてもらってください。

❶自己牽引療法（筋肉と関節のストレッチ運動）

この運動は、患者さん自身が下の顎を自分の手指にて前下方に引っ張って行います。これにより狭くなった顎の関節の中を広げて血液などの循環を良くすることで、症状の改善を期待します。1日10回程度、特に入浴時に行うと効果的です。

図4-7の手順に沿って行ってみてください。

図4-7 自己牽引療法

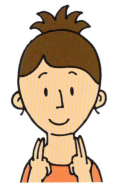

①やや前かがみに座りましょう。

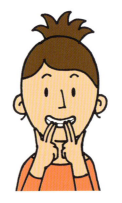

②両方の人差し指・中指を下の前歯にかけ、親指は外側から顎にかけます。

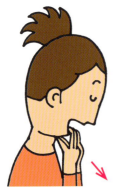

③そのまま顎を前下方に、痛くないくらいに引っ張ります（5〜10秒間）。

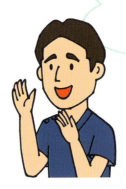

硬くなっている顎の関節と筋肉を、ゆっくりと伸ばしてください。

以上を1日10回程度行いましょう（入浴時に行うと良いでしょう）

（顎関節症臨床医の会編：顎関節症運動療法ハンドブック、医歯薬出版、東京、83、2014より引用改変）

5 歯科での診断と治療法

1 何科に行けばいいのか

　前章では、自分でできること、また、専門医の指導の下に自分でできることについて説明してきました。顎関節症は症状が軽ければ、自分で生活習慣などに気をつけることで症状がなくなることもありますが、

> 　一週間ほど様子を見ても症状が改善しない場合や、痛みが強い場合、心配な場合には、早めに病院で診察してもらうことをお勧めいたします。

　では、顎関節症は何科に行けばいいのでしょうか？　通常、顎関節症は歯科で治療することがほとんどです。顎関節症の治療は、最近ようやく確立されてきてはいますが、歯科大学の授業では、そんなに詳しくは教えていません。また、顎関節症の治療について世界的な声明が出ているのにもかかわらず、いろいろな考え方の先生がいるのも事実です。

　これまで書いてきたように顎関節症は、

- 基本的には「保存療法」といって、歯を削ったり、手術をしたりしなくとも、ほとんどの症状が治ります。
- 顎が悪い時は、筋肉や関節の状態が悪く、それにより顎の位置や咬み合わせがズレてしまっていることがあり、これは症状が治まれば自然に治る場合も多いです。
  →その時に慌てて歯を削ったりしてしまうと、
  ・症状が悪化する場合がある。
  ・症状が治まった後に顎の位置が戻り咬み合わなくなる。
  などのことがあるので、治療を行うにあたっては、よく先生の説明を聞いてください。
- （症状が軽い場合は良いのですが、）重い場合、顎以外の症状が強い場合には、他の病気と重なっていることもあるので、日本顎関節学会、口腔顔面痛学会の専門医（学会HPでお近くの専門医を検索できます）に相談されたほうがいいと思います。
- 専門医がどこにいるかわからない場合は、大学病院や大きな総合病院に行くとよいでしょう。

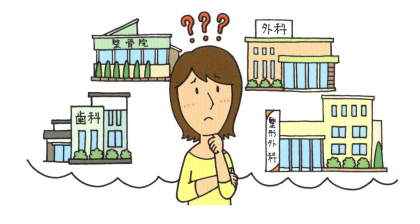

2 実際の診断と治療（図5-1）

　まず最初に来院されたら、顎関節症かどうかの診断をします。顎関節症と同じような症状を示す病気や同時に違う病気にかかっていることもあるので、現在の症状が顎関節症から来るものかどうかを診断することが一番重要です。

❶医療面接（問診）

　顎関節症であるとすると、これまでお話ししてきたように、人それぞれ問題が違いますので、原因を見つけるために症状やこれまでの経過、お体の状態や飲んでいる薬、お仕事について、寝る向きや歯ぎしり・くいしばりなど多くのことを聞かせていただきます。

　通常は質問票があり、それに記入していただいたものをもとにお聞きしていくことになります。

❷診察と検査

　質問票にそってお話を聞いた後に、
　ⓐ痛みの部位の確認
　ⓑ口の開き具合（口の開く量を物差しで測ったり、まっすぐ口が開くかどうか）
　ⓒ関節の動き具合（左右の動き方や顎が鳴るかどうか）
　ⓓ筋肉の状態（押して痛いところがないか）
　次にお口の中の状態を確認します。
　ⓔ舌や粘膜の状態（舌やお口の粘膜にくいしばっている証拠となる跡はないか？）
　ⓕ歯の状態（歯に問題はないか？）
　ⓖ歯肉の状態
　ⓗ咬み合わせの状態

　その後に、歯を含めた顎全体のレントゲン撮影を行います。必要であれば、顎が普通に動いているかを調べるのに、奥歯で咬んだ時と、口を開いた時の関節のレントゲンを撮ります。また場合によってはお口の中の写真を撮ったり、咬み合わせを診るための模型を作る型をとったり、咬み合わせの状態を記録したりします。

❸診断と説明（インフォームドコンセント——どんな状態か説明）

　通常のう蝕（むし歯）などと違って、ご自身では痛みがあるところが特定できず、不安であると思いますので、どんな状態になっているかの説明を行います。

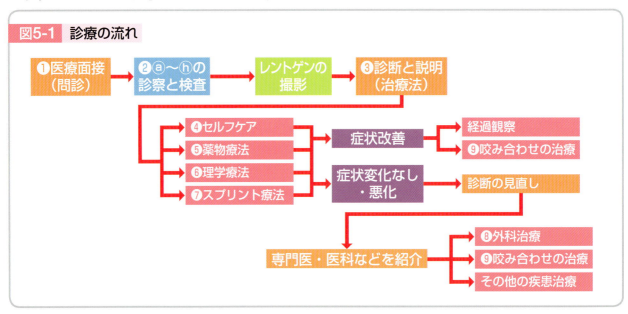

図5-1　診療の流れ

原因が分かったことで安心するためか、説明するだけで症状が落ち着くこともあります。

顎関節症か、そうではないのか？　どの部位に問題があるか？　考えられる原因は何か？　などについてもお話しします。

❹セルフケアの指導（P.25～38、第4章③、④参照）

次に自分でできること（セルフケア）について、顎を守るためのセルフケアと、症状を積極的に治すためのセルフケアについて指導させていただきます。

❺薬物療法

痛みが強い場合には、痛み止めをなどを処方します。

❻理学療法

理学療法では、セルフケアが当然一番重要ですが、自分で行う事には限界がありますので、歯科医師の方でも、血流が良くなり、運動機能が改善するよう理学療法を行います。理学療法には物理療法と運動療法があります。

1）物理療法

機械などを用いて、患部を温めたり刺激することで血流を促し、痛みや運動機能の改善を図ります（**図5-2**）。主に低周波治療器による電気刺激法やレーザーを用いた治療があります（電気刺激法は効果が少ないためか、最近ではあまり用いられていません）。

治療に用いるレーザー機器は沢山の種類がありますが、高価なため一般的ではありません。装置によっては痛みの改善に高い効果が報告されています。

2）運動療法

歯科医師が、自分の手指を使って、運動機能の障害が起きている筋肉や顎の関節の運動機能、特に顎の関節の動く範囲（関節可動域）の改善を目的として行われます（**図5-3**）。

症状に応じて歯科医師の方で、適切な手技を選択し行います。急にズレて引っかかってしまった関節円板の引っかかりを外す方法、痛んでいる筋肉のマッサージ療法、ストレッチ療法があります。症状が軽い場合には、運動療法を行うことで、すぐに口が開きやすくなったり、痛みが軽くなったりします。

図5-2　レーザー治療（物理療法）

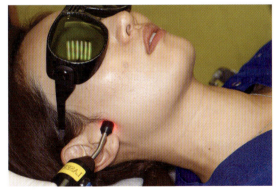
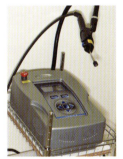
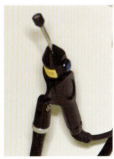

レーザー照射の際は安全のため患者さんも保護メガネをかけて行います。照射したところは少し暖かく感じます。

熱の出ないコールドレーザーを痛みのある場所に直接照射すると、細胞内のプロテインやミトコンドリアが反応し、人間が持つ本来の自然治癒機能能力が高まると言われています。温めたタオルやホットパックで痛いところを温めても温まるのは皮膚から大体1cmぐらいと言われています。レーザーを用いると、機械によってはより深い部分（5cm～8cm）までレーザーが到達し、幅広い範囲で痛みを緩和、組織再生、治癒力の向上に効果があると言われています。運動療法と一緒に行うとより効果的です。

図5-3 運動療法

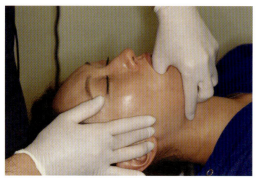

A：顎のストレッチを行っているところです。

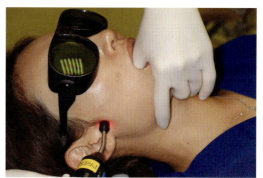

B：物理療法（レーザー）と運動療法（ストレッチ）を併せて行っている様子です。

> 過度の負担が掛かっていた顎の関節をゆっくり伸ばしてやることで、顎の関節の中の血液や組織液の循環をよくするとともに、周りの筋肉も伸ばすことで、筋肉の血流の改善を行います。いろんな方法があるのですが、大体20秒から60秒、顎を伸ばすと症状の軽い患者さんでは、口が開きやすくなったり痛みが軽減し「顎が軽くなった」「気持ちよかった」と感じるようです。

　レーザー療法と組み合わせるとより効果的ですが、効果を維持するためにはセルフケアをしっかり行ってもらうことが重要です。

❼スプリント（ナイトガード）療法

　起床時の痛みが強く、睡眠時の歯ぎしり・くいしばりが関係していると思われる場合、セルフケアだけでは症状が改善しない、あるいはよりセルフケアを効果的にする意味で用いられる治療法です。基本的に、起きているときには、意識してセルフケアを行うことで症状は改善されますが、睡眠時には当然セルフケアはできません。そこで寝ている間にせっかくセルフケアで改善した状態が戻ってしまわないように、顎を保護する意味でスプリントを用いる事が一般的です。

　お口の型を取ってスプリントというマウスガードのような装置を作ります（図5-4）。

1）スプリントの材料

　使用する材料は軟らかい材料と硬い材料があります。軟らかい方が違和感は少ないようですが、調整があまりできません。また軟らかいと、かみしめが逆に強くなってしまうことがあり、患者さんによっては、痛みが強くなる場合があるので、通常は硬い材料を使います。

2）スプリントを使用する際の注意点

(1) 基本的には睡眠時だけ使用します。

　→睡眠時だけ使っている場合には問題は起きにくいのですが、起きているときを含め長い時間使用していると、顎の位置や咬み合わせがスプリントを入れた位置に変わってしまい、スプリントを外す

ポイント！

> 一口にスプリント療法と言っても、考え方は先生によって様々です。無理に顎の位置を矯正するために用いられる場合もありますが、かえって症状が悪化することがありますので、どのような意図で使うのか先生の説明をよく聞いてください。特に、適合が悪いスプリントを使うとかえって症状が悪化しますので、きちんとした調整が必ず必要です。

と自分の歯が咬み合わなくなってしまう事があるので注意してください。

(2) 先生によっては、24時間の使用を指示される先生もいますので、何のためにスプリントを使用するのか良く確認してください。

→歯ぎしり・くいしばりの項目（P.25〜26）でも説明しましたが、現在では歯ぎしり・くいしばりは、咬み合わせが原因ではないとされています。スプリントを入れることで一時的には歯ぎしり・くいしばりは弱くなることもありますが、通常は2週間ほどで戻ってしまうと言われています。

(3) スプリントを入れることで、歯ぎしり・くいしばりの力のかかる方向がかわることがあります。

→入れることでかえって顎が後ろへ下がりやすくなり、顎に負担がかかり痛みが強くなることや、睡眠時無呼吸がある人は、症状が悪化することがあります。痛みが強くなったり、睡眠時無呼吸の症状がある場合には、顎が後ろに下がらないようにスプリントの形態を直す必要がありますので、症状が変化した場合には先生に必ず報告してください。

図5-4 スプリント（ナイトガード療法）

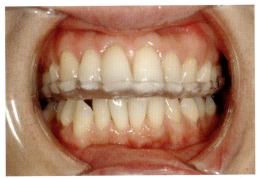

通常は、上の歯を覆うような形のマウスガードのような装置を装着します。

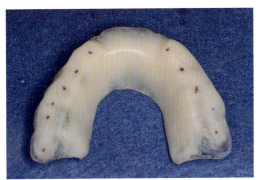

スプリントの表面（下の歯と当たる部分）は平らで、左右奥歯4本が左右均等に点で当たるように調整します。

❽外科治療

④〜⑦までのような保存的治療法で治らない場合には、MRIやCTなどを撮影して治らない原因を探します。関節の中の炎症が取れないことが問題の場合には、薬を注射して関節の中を洗ったり、内視鏡を見ながら関節の癒着をはがしたりします。

❾咬み合わせの治療について

ここまでお話ししてきたように、顎関節症の治療では最初から咬み合わせの調整は行いません。もし治療を行う時に、先生に最初から咬み合わせを調整すると提案されたら、

その理由をよく聞き、まず歯に手をつけず、「❹セルフケア」や「❻理学療法」から行ってくれるようお願いしてください。

どうしても咬み合わせを治療する場合には、必ず納得できるまで、また症状が悪くなる可能性についてもよく先生に説明してもらってください。

ほとんどの顎関節症は咬み合わせを治さなくても治りますが、顎関節症の症状に咬み合わせが関係していることがあるのも事実です。たとえば、

a) 最近治した歯が高かったり低かったりした場合

b) 入れていた義歯がだんだんとすり減って咬み合わせが低くなってしまっている

c) 親知らずが萌出してきて咬み合わせが変わった

d) 症状が治った時に、顎関節の中の状態が以前と変わり、それに伴い咬み合わせが変わってしまったという場合などです。

→そんな場合はセルフケアと運動療法とともに咬み合わせの治療が必要なこともあるので担当医とよく相談してください。

一般的な顎関節症で咬み合わせに手を付ける場合

①セルフケアや運動療法で顎の状態が良くなる

↓

②顎の位置が変わり、咬み合わせが変わる

↓

③顎の位置が落ち着くまでスプリント等の間接的に使用できる装置を用いる。

↓

④顎の位置が落ち着き、顎の症状が良くなったが、咬み合わせが変わり食事がしづらくなった場合

↓

⑤咬み合わせを治す事がある

→一時的に咬み合わせが変わっても時間が経てば元に戻る場合がほとんどですが、a〜d)のように咬み合わせが顎に負担をかけているので、セルフケアや運動療法に並行して、咬み合わせを治さないといけない場合もあります。

咬み合わせに違和感があり、顎関節症の症状がある場合には良く先生と相談して、あとで取り返しのつかないことが起こらないようなるべくリスクのない方法から始めると良いと思います。

おわりに

　いかがでしたでしょうか？　難しかったですか？

　顎関節症は、基本的には、たちの悪い病気ではないので、焦って治療することはないことだけは覚えておいてください。慢性の症状になってしまったり、どんどんと悪くなってしまうことがあるとすると、単純な顎関節症ではなく、ストレスや他の病気が絡んでいることが考えられることや、似たような別の病気である可能性があります。また、痛みを恐れて顎を動かさないことがかえって悪影響を及ぼしていることや、慌てて歯を削るような大がかりな治療を行ったために、身体が変に反応してしまい、泥沼に入ってしまっていることなどが考えられます。顎関節症の治療は、まだまだ一般的ではありません。なかなか治らない場合は、専門医に一度診てもらったほうが良いでしょう。

　ただ一方で、顎関節症の原因として、生活習慣や悪習癖が大きく関与している場合が多いこともわかっていただけたでしょうか？　そのような場合には、セルフケアを行うことで症状が改善することがほとんどです。

　慌てず、自分の症状や状況を落ち着いてよく把握し行動することが、結局は症状解決への近道です。

　心配や不安がある場合は、一人で悩まず、早めに専門医にご相談ください。

　普段の生活習慣、悪習癖に気をつけることは、症状改善だけでなく予防にも大きな効果がありますし、それにより体調管理にもなると思いますので、是非これを機会に自分を見つめ直してみると良いかと思います。

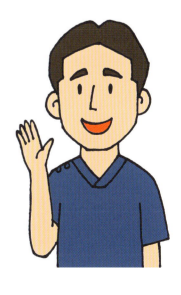

著者略歴

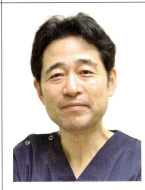

島田　淳（歯学博士）

日本顎関節学会専門医・指導医・理事
日本補綴歯科学会専門医・指導医・代議員
日本口腔顔面痛学会専門医・指導医

1987年　3月　日本大学歯学部卒業
1991年　3月　日本大学大学院歯学研究科（補綴学専攻）修了　博士号修得
1991年12月～1999年　3月　日本大学歯学部助手（補綴学教室第Ⅱ講座）
1999年　4月～1999年11月　東京歯科大学助手（スポーツ歯学研究室）
1999年12月～2005年　3月　東京歯科大学講師（スポーツ歯学研究室）
現在：医療法人社団グリーンデンタルクリニック　理事長
　　　東京歯科大学非常勤講師（スポーツ歯学研究室）
　　　神奈川歯科大学附属病院非常勤講師（咬合リエゾン診療科）
　　　神奈川歯科大学特任講師（顎咬合機能回復補綴医学講座）

デザイン・DTP：麒麟三隻館
イラスト：小野　正統

歯医者に聞きたい
顎関節症がわかる本

2016年7月15日　第1版・第1刷発行

著者　島田　淳
発行　一般財団法人　口腔保健協会
〒170-0003　東京都豊島区駒込1-43-9
振替 00130-6-9297　Tel. 03-3947-8301（代）
　　　　　　　　　　Fax. 03-3947-8073
http://www.kokuhoken.or.jp

乱丁，落丁の際はお取り替えいたします．
©Atsushi Shimada, 2016, Printed in Japan ［検印廃止］

印刷・教文堂／製本・愛千製本

ISBN978-4-89605-327-2 C3047

本書の内容を無断で複写・複製・転写すると，著作権・出版権の侵害となる事がありますのでご注意ください．

JCOPY 〈（一社）出版者著作権管理機構　委託出版物〉

本書の無断複写は著作権法上での例外を除き禁じられています．複写される場合は，そのつど事前に，（一社）出版者著作権管理機構（電話 03-3513-6969，FAX 03-3513-6979，e-mail：info@jcopy.or.jp）の許諾を得てください．